AF573575

# ÉTUDE CLINIQUE

DE LA

# PARALYSIE SPINALE AIGUE

ET DE

# L'ATROPHIE MUSCULAIRE PROGRESSIVE

CHEZ LE MÊME INDIVIDU

PAR

COUDOIN
Docteur en médecine de la Faculté de Paris,
Ancien externe des hôpitaux.

PARIS
A. PARENT, IMPRIMEUR DE LA FACULTÉ DE MÉDECINE
29-31, RUE MONSIEUR-LE-PRINCE, 29-31

ETUDE CLINIQUE

DE LA

# PARALYSIE SPINALE AIGUË

ET

# DE L'ATROPHIE MUSCULAIRE PROGRESSIVE

CHEZ LE MÊME INDIVIDU

---

## INTRODUCTION.

L'histoire des maladies de la moelle épinière est de date contemporaine. On remonterait bien inutilement vers les sources anciennes pour essayer de découvrir sur ce sujet quelques observations claires et précises. Toute cette pathologie si variée est enveloppée de confusion et d'obscurité. On ne se doute pas des fonctions de la moelle. A plus forte raison ignore-t-on sa structure et ses différents systèmes. C'est un gros cordon nerveux formé par la convergence de tous les nerfs périphériques, et ses lésions déterminent des paralysies. Voilà tout.

Aux modernes revient l'honneur d'avoir sinon résolu complètement, du moins merveilleusement élucidé la question, tant au point de vue anatomo-physiologique qu'au point de vue pathologique. Et si le jour n'est pas encore absolument fait, il n'en est pas moins vrai de dire cependant que la plupart des affections médullaires sont aujourd'hui bien connues. Que d'espèces nosographiques décrites depuis moins de cinquante ans par Aran, Duchenne (de Boulogne), Charcot, Vulpian, Jaccoud, Bouchard, et une pléiade d'autres observateurs, presque tous Français et presque tous sortis de la grande école de la Salpêtrière! N'est-ce pas à ces hommes éminents que nous devons la description magistrale, quoique pour ainsi dire faite par eux de toutes pièces, de l'ataxie locomotrice progressive, de la paralysie agitante, de la paralysie spinale aiguë de l'enfant et de l'adulte, de l'atrophie musculaire protopathique, de la sclérose latérale amyotrophique, de la sclérose multiloculaire, des dégénérescences secondaires de la moelle, des myélites descendantes ou ascendantes, etc.

Mais si abondante que soit la récolte des médecins distingués qui ont produit tant et de si mémorables travaux, il reste encore bien des faits à recueillir. Pour notre part, nous avons eu la chance de rencontrer avec notre maître et ami M. Quinquaud, un fait qui nous a paru très intéressant en ce qu'il permet d'établir cliniquement entre trois affections médullaires, aujourd'hui bien connues, la paralysie infantile, la paralysie spinale aiguë de l'adulte et l'atrophie musculaire progressive, des rapports qui ne reposaient guère jusqu'ici que sur des considérations tirées de l'anatomie pathologique.

Montrer ces rapports, c'est là toute notre ambition, heureux si nous avons pu y réussir. Les documents que nous possédons sont peu nombreux, mais ils sont suffisants pour produire la conviction. Outre l'observation du fait que nous signalions quelques lignes plus haut et qui a trait à un jeune homme de 16 ans atteint dans son enfance de paralysie infantile, puis plus tard, à 15 ans, de paralysie spinale aiguë, bientôt suivie de tous les phénomènes de l'atrophie musculaire progressive, nous produirons une seconde observation inédite que nous devons à l'obligeance et à l'amitié de M. Quinquaud. Nous donnons encore deux autres observations qui ont déjà été publiées, l'une, la première en date sur ce sujet, dans les recueils de la Société de biologie (1875), l'autre dans la thèse de M. Carrieu (thèses de Montpellier, 1875).

Nous avons cherché dans la littérature étrangère si des faits semblables n'étaient pas mentionnés. Nous n'avons rien trouvé

Nous espérions pouvoir compléter notre travail et nos observations cliniques en rapportant un dernier fait où le diagnostic porté durant la vie fut confirmé par les résultats de l'examen nécroscopique. Mais M. le professeur Hayem, à qui appartient cette observation, n'ayant pu se décider à se dessaisir de sa propriété, nous serons obligé de nous contenter des quelques paroles qu'il a prononcées à ce sujet dans la séance du 2 août 1879, à la Société de biologie.

Quoi qu'il en soit, ce fait existe et par conséquent l'observation clinique y a reçu sa sanction de l'observation anatomo-microscopique. Aussi pensons-nous qu'on ne nous accusera pas de précipitation dans nos jugements, d'autant que nous ne faisons que confirmer par des faits une théorie très vraisemblable *a priori*.

---

## CHAPITRE PREMIER.

Avant de montrer la combinaison ou mieux la succession chez le même individu de la paralysie spinale aiguë, soit de l'enfant, soit de l'adulte et de l'atrophie musculaire progressive, nous allons esquisser à grands traits ces affections prises isolément. Il sera plus facile alors de juger nos observations et de reconnaître le bien fondé de nos conclusions.

PARALYSIE INFANTILE.

1° *Période de début.* — Le début est brusque mais variable quant aux phénomènes initiaux. Il est en général marqué par une fièvre intense, de très courte durée, ou si légère qu'elle passe inaperçue, avec ou sans convulsions. Il arrive quelquefois que tous ces prodromes font complètement défaut, et que la paralysie s'installe sans bruit.

2e *Période.* — A peine les phénomènes fébriles disparus et même au cours de ceux-ci, on peut constater une impuissance musculaire qui atteint d'emblée son maximum d'intensité et de généralisation, loin d'être progressive. En un mot « on observe ici, dit Charcot, une paralysie complète, absolue, avec flaccidité des membres, avec abolition ou diminution de l'excitabilité réflexe, mais sans qu'il y ait trace d'obtusion de la sensibilité, de nécrose dermique, ni troubles fonctionnels soit du rectum, soit de la vessie. »

Enfin, « à une époque très rapprochée du début des accidents — vers le 7e ou le 8e jour ordinairement — la contractilité électrique faradique est amoindrie sur un grand nombre de muscles paralysés, éteinte sur plusieurs autres. » La contractilité galvanique persisterait un peu plus longtemps.

3° *Période.* — Le *statu quo*, à part les phénomènes de la période de début qui sont éphémères ou en tous cas très transitoires, se maintient généralement plusieurs mois. Au bout de ce temps, du deuxième au sixième le plus souvent, la paralysie rétrograde progressivement, quelquefois rapidement, pour se localiser sur certains muscles ou groupes de muscles et plus spécialement à ceux de la flexion abductrice du pied et aux gastrocnémiens.

Dans ces régions, les lésions vont s'accentuant jusqu'à produire des déformations définitives et des infirmités incurables. C'est la 4e période.

4° *Période.* — L'atrophie en est le phénomène capital, elle est souvent manifeste dès le second et même le premier mois. Dans certains cas, elle est masquée par l'accumulation graisseuse dans la gaîne musculaire.

L'atrophie s'accompagne d'un arrêt de développement des os qui sont plus courts et plus grêles que du côté sain. Mais il n'y a aucun rapport entre ces deux phénomènes, atrophie et arrêt de développement du système osseux, le raccourcissement pouvant être considérable sans que les muscles soient notablement altérés et inversement. Aussi la claudication n'existe pas toujours au même degré.

Le membre paralysé et atrophié est le siège d'un refroidissement permanent, souvent très prononcé et parfois appréciable de très bonne heure. « C'est peut-être le lieu de faire remarquer, ajoute Charcot, que, en outre de l'atrophie des muscles et des os, on trouve à l'autopsie, dans les cas de ce genre, une diminution remarquable des troncs vasculaires. »

Enfin, comme résultat de l'atrophie et de la paralysie de certains muscles, et en conséquence de l'action non compensée des antagonistes, surviennent des déformations qui commencent à s'accuser vers le huitième ou le dixième mois (pied-bot paralytique, en général varus-équin, jambe de polichinelle par suite de l'extrême laxité des ligaments, dislocation du bras qui pend le long du corps).

« A partir de l'époque où les lésions sont devenues définitives dans certains muscles, on peut dire que la maladie est arrêtée. Il ne s'agit plus, dès lors, que d'une infirmité plus ou moins pénible, qui, suivant la remarque de Heine, ne paraît pas avoir d'influence directe sur la durée de la vie. »

### PARALYSIE SPINALE AIGUE DE L'ADULTE.

C'est la même maladie que la paralysie infantile, les différences tenant seulement à l'âge du sujet atteint. Les os ont achevé ou achèvent leur développement, il n'y a donc pas atrophie du système osseux, raccourcissement des membres. Aussi les déformations sont-elles moins prononcées. Enfin, il y a chez l'adulte quelques phénomènes douloureux passagers qu'on ne retrouve pas chez l'enfant. A part cela, le tableau clinique est le même. On a observé cette maladie depuis l'adolescence jusqu'à la vieillesse. Gombault, interne de Charcot, en a publié en 1873 un cas, avec autopsie, relatif à une femme de 67 ans.

ATROPHIE MUSCULAIRE PROGRESSIVE.

Le début est insidieux, sans prodromes; le malade éprouve de la faiblesse, de la fatigue dans certains mouvements ; puis une véritable gêne, un manque de précision et enfin une impossibilité absolue. Car on peut dire, d'une façon générale, que ces deux phénomènes, atrophie et affaiblissement des muscles affectés, progressent parallèlement; et c'est un trait caractéristique de la maladie qu'Aran et Duchenne ont bien fait ressortir contre Cruveilhier qui voulait attribuer l'atrophie au repos, à savoir qu'il n'y a pas paralysie d'abord et atrophie musculaire ensuite, mais que les troubles fonctionnels sont en raison directe de celle-ci qui est le phénomène véritablement primitif.

Un autre caractère qui constitue en quelque sorte « le facies de la maladie », selon l'expression de Duchenne (de Boulogne), c'est l'atrophie *individuelle* que subissent les muscles atteints, en d'autres termes, c'est la distribution irrégulière, capricieuse et pourtant en général symétrique ou du moins bilatérale, qui frappe certains muscles d'un membre et respecte les muscles voisins, quoique desservis par la même branche nerveuse.

Au début, les premiers symptômes sont facilement mis sur le compte de douleurs rhumatoïdes, tant que les déformations sont peu appréciables. Mais les reliefs musculaires s'effacent insensiblement dans certaines régions, comme, par exemple, les éminences thénar et hypothénar dont l'aplatissement est un des premiers signes révélateurs de la maladie. Les lésions atrophiques s'accentuant de plus en plus, aux aplatissements succèdent des creux recouverts d'une peau ridée et flasque. Des déviations se produisent alors qui résultent de l'affaiblissement des muscles affectés et de la prédominance d'action des muscles antagonistes restés sains (mains de singe ou en griffes). « Ce sont là des déviations paralytiques qu'il ne faut pas confondre avec les déformations par contracture qui se montrent dans certaines formes deutéropathiques, entre autres dans la sclérose latérale amyotrophique. » (Charcot.)

Au point de vue de l'électrisation, les muscles, même parvenus à un degré avancé d'atrophie, conservent leur contractilité faradique. Tant qu'il reste une fibre intacte elle réagit sous l'influence des courants induits, et ce n'est que dans les phases ultimes que, l'atrophie étant complète, cette contractilité est abolie. La contractilité galvanique persisterait plus longtemps que la faradique.

A côté de la persistance de cette contractilité, il fau signaler encore les secousses fibrillaires, petites contractions spontanées ou provoquées à l'aide d'un léger choc porté sur le muscle et par les mouvements volontaires, en général partielles et localisées, quelquefois assezi ntenses pour déterminer un véritable tremblement.

Le membre atrophié est plus sensible au froid. On y constate du reste un abaissement de la température, appréciable à la main.

Le plus ordinairement la sensibilité est intacte. Pour Charcot, l'anesthésie et l'hyperesthésie cutanées sont étrangères à l'atrophie simple. On en peut dire autant des troubles trophiques qui sont, en tous cas, excessivement rares.

Quant au mode de progression et de répartition des lésions musculaires, le plus fréquent est celui où l'atrophie débute par le membre supérieur, plus particulièrement par la main droite et l'éminence thénar, d'où elle remonte successivement à l'avant-bras, au bras, à l'épaule, gagnant ensuite le tronc. Dans la grande majorité des cas, l'envahissement est diffus, irrégulier, mais, chose à noter, quand un membre est déjà pris, les muscles similaires de l'autre côté sont bientôt envahis.

Du tronc, l'atrophie s'étend aux membres inférieurs qu'elle n'atteint, du reste, que très tardivement. Aussi n'est-il pas rare de voir les membres supérieurs et le thorax réduits à l'état squelettique, avant que les lésions et les troubles fonctionnels ne soient bien manifestes dans les membres inférieurs.

Exceptionnellement, le mal suit une marche inverse, c'est-à-dire ascensionnelle. Un peu moins rarement, il commence par le tronc.

La marche de l'atrophie musculaire protopathique est généralement fort lente mais toujours fatale; les symptômes généraux sont toujours nuls et la mort ne survient qu'au bout de 8, 10 ans, souvent même 18 ou 20. Elle est le résultat soit d'une complication pulmonaire, soit de l'asphysie produite par la paralysie des intercostaux et du diaphragme, soit d'accidents attribuables à des lésions bulbaires (paralysie labio-glosso-laryngée).

Comme nous le disions en commençant cette étude, notre but étant de montrer les relations cliniques qui existent entre les paralysies spinales aiguës d'une part, et l'atrophie musculaire progressive de l'autre, nous ne poursuivrons pas sur le terrain de l'anatomie pathologique le parallèle symptomatique que nous avons essayé d'établir, et nous nous bornerons à rappeler que dans les trois cas la lésion est la même : atrophie des cellulles des cornes antérieures à marche aiguë dans les deux premiers, à marche chronique dans le troisième. Ainsi le processus seul est différent.

## CHAPITRE II

Nous allons, maintenant que nous sommes en possession de nos *criterium*, passer en revue chacune de nos observations. Dans les réflexions dont nous les faisons suivre, nous les discutons tour à tour en prenant pour termes de comparaison les descriptions du chapitre précédent; nous essayons d'établir l'étiologie et la pathogénie de la paralysie spinale aiguë de l'adulte et de l'atrophie musculaire progressive survenant chez un individu antérieurement atteint de paralysie infantile; nous montrons le contraste que présentent les membres suivant qu'ils sont paralysés d'abord ou atrophiés; enfin nous déduisons le pronostic qui est toujours plus ou moins sérieusement aggravé.

OBS. I (Personnelle). — Paralysie infantile qui s'est accompagnée 13 ans après de paralysie spinale aiguë de l'adulte et d'atrophie musculaire progressive.

Le nommé Charles Mann..., âgé de 16 ans, d'une constitution un peu délicate; membres un peu grêles; chairs flasques; assez sujet à s'enrhumer, tousse habituellement, expectoration ordinairement grasse et assez abondante.

Pas d'helminthiase.

Dentition a été, à plusieurs reprises, accompagnée de troubles intestinaux divers et inquiétants; de grande excitation nerveuse, sans convulsions toutefois; d'ailleurs tous ces phénomènes ont toujours été passagers.

Père bien portant, malgré des voyages lointains dans des contrées malsaines. Pas de syphilis. Jamais aucune maladie.

Mère forte et robuste, quoique un peu lymphatique, n'a jamais eu la moindre affection. Grossesses et couches ont toujours été très régulières, sans le moindre accident.

Frères délicats, mais bien portants d'ailleurs, n'ont jamais eu que des rhumes qui ont guéri et des coqueluches d'assez courte durée. Pas de convulsions.

A l'âge de 17 mois, alors qu'il marchait seul, Charles Mann... fut pris, sans cause connue, d'une fièvre très vive, mais qui ne dura que vingt-quatre heures. Cette fièvre s'accompagna de perte de connaissance, mais il n'eut à ce moment aucune éruption particulière, aucun accident thoracique ni abdominal. On ne constata ni convulsions ni contractures, au dire des parents. La fièvre passée et la connaissance revenue, ceux-ci furent tout étonnés de voir que l'enfant ne pouvait soulever la tête ni remuer es membres, tellement il était faible, selon l'expression de la mère.

Cet état se prolongea quelques semaines. Au bout de ce temps, il put remuer la tête, soulever un peu les membres supérieurs, mais il lui était impossible de contracter les muscles des membres inférieurs.

Il est donc évident qu'il était atteint, au début, d'une paralysie généralisée d'emblée, laquelle s'était peu à peu localisée aux membres inférieurs.

On lui fit alors des frictions avec la teinture d'iode sur la colonne vertébrale, avec de l'eau-de-vie sur les membres inférieurs. Des vésicatoires lui furent appliqués dans la région lombaire. En même temps, la teinture de noix vomique lui fut ordonnée, mais il en prit peu.

Trois mois après le début des accidents, le membre inférieur droit récupérait ses fonctions, mais le gauche restait paralysé.

On s'aperçut alors que le membre inférieur gauche, surtout la jambe, avait notablement déjà diminué de volume, et cette atrophie alla progressivement en augmentant.

Cependant, ce ne fut qu'un an et demi après qu'on s'adressa à un médecin. Ce dernier constata l'existence d'un *pied-bot talus* (c'est l'expression dont se sert la mère). On lui fit porter un appareil; mais le membre est toujours resté un peu plus court, plus grêle ; le pied-bot s'est un peu amélioré. Cependant l'enfant continua d'éprouver une grande gêne dans la marche, il traînait la jambe gauche.

Cet état était devenu permanent; il y avait là une infirmité persistante, contre laquelle on ne faisait plus rien depuis longtemps, lorsque cet enfant, dont le développement s'était d'ailleurs bien fait, fut pris, dans sa seizième année, après une longue course par une pluie torrentielle, d'une forte courbature avec fièvre intense, douleurs vagues et fourmillements dans tous les membres. Il garda le lit pendant quatre jours seulement, mais quand il voulut marcher, la jambe droite était lourde, traînante, impotente.

Le quinzième jour environ après la cessation de la fièvre, il s'aperçut que son pied droit se renversait en dehors avec une très grande facilité.

Bientôt ces phénomènes avaient diminué; mais au bout de quatre mois il remarqua qu'il ne pouvait fléchir aussi bien la jambe sur la cuisse, qui avait diminué de volume dans la partie postérieure.

Depuis cette époque (1878) jusqu'à ce jour (juillet 79), c'est-à-dire depuis un an, le mal ne semble pas s'être beaucoup aggravé.

Voici, en effet, ce que nous constatons :

1° *A droite*. Atrophie musculaire très manifeste du jambier antérieur, des gastrocméniens et des péroniers latéraux.

Le pied se laisse mouvoir comme un pied de polichinelle.

Le jambier antérieur ne répond pas à l'excitation faradique; les autres sont excitables partiellement.

Les phénomènes réflexes sont évidemment diminués.

La sensibilité est absolument intacte.

Dans la cuisse, les muscles adducteurs ont perdu de leur volume, mais ils se contractent encore assez bien pour mouvoir le membre. On y observe quelques secousses fibrillaires spontanées et provoquées.

Refroidissement assez marqué, principalement au niveau du mollet et du genou.

Pas de lésions trophiques spéciales. Os bien développés. Pas de troubles de la défécation ni de la miction.

Dans le membre supérieur droit on ne constate rien de particulier, les éminences thénar et hypothénar paraissent toutefois amaigries et moins saillantes que normalement.

Il existe donc du côté droit une atrophie musculaire lentement envahissante et qui semble localisée au membre inférieur. En ce moment et depuis six mois environ, cette atrophie est restée stationnaire, grâce, peut-être, à une bonne hygiène, à un repos presque complet et surtout à l'électrisation faite deux fois par semaine.

2° *A gauche*. Le membre inférieur est plus grêle et plus court que le droit, les os paraissent moins épais. Il existe un pied-bot talus, et la jambe mérite bien la qualification de jambe de polichinelle.

Les extenseurs de la cuisse sur le bassin, le gastrocnémien, les péroniers latéraux sont atrophiés, mais ils le paraissent relativement moins que ceux du côté droit, les derniers pris. Cette apparence tient probablement à ce que, parallèlement au phénomène atrophique, il s'est produit une accumulation de graisse dans les gaines musculaires. Toutes les fibres ne sont pourtant pas dégénérées, car, dans certains muscles de la cuisse, on constate encore quelques contractions, mais bien affaiblies, sous l'influence des courants électriques.

La sensibilité n'offre aucune modification.

Le membre est plus froid que normalement.

Il n'y a aucune contracture.

Pas de secousses fibrillaires.

Les troubles trophiques se réduisent à l'arrêt de développement des os et du membre tout entier, et à l'atrophie des muscles.

Le membre supérieur gauche est bien développé et ne semble pas avoir souffert.

En résumé, il s'agit bien évidemment ici : 1° d'une paralysie infantile : le mode de début qui est brusque, la paralysie d'emblée généralisée et qui bientôt se localise, puis les phénomènes atrophiques qui se produisent de bonne heure avec arrêt du processus, tout plaide en faveur de ce diagnostic.

2° Mais à la suite d'un exercice violent, pendant lequel Charles M... fut trempé par la pluie, il tombe de nouveau malade et présente des phénomènes semblables aux premiers, fièvre, paralysie localisée dès le début et atrophie rapide d'abord, puis lentement progressive ensuite. D'où nous concluons que nous sommes en présence d'un cas de paralysie spinale aiguë de l'adulte s'accompagnant bientôt de tous les caractères d'une atrophie musculaire progressive à marche désormais chronique, quoique paraissant aujourd'hui stationnaire.

Mais doit-on voir dans ce cas un rapport de causalité entre la paralysie infantile et la paralysie spinale de l'adulte d'une part, et entre ces deux premières affections et l'atrophie musculaire progressive de l'autre ?

Nous ne craignons pas de répondre à cette question par l'affirmative, puisque d'abord d'autres observateurs plus compétents ont vu des faits semblables ainsi qu'en font foi les observations que nous consignons à côté de celle-ci qui nous est personnelle. Ensuite parce qu'on peut s'expliquer le mécanisme de ce retour agressif, en se rappelant que les trois maladies ont le même siège anatomique, les cellules des cornes antérieures. Seulement, après deux attaques selon le mode aigu, l'atrophie s'est établie selon le mode chronique et progressif.

On peut donc dire que le reliquat de la première lésion cicatrisée pour ainsi dire, que cette cicatrice a joué le rôle d'épine à un certain moment, et que la lésion qui sommeillait s'est réveillée sous l'influence du coup de fouet qui a été dans la circonstance actuelle l'exercice violent et la pluie.

Cette observation que nous avons recueillie nous-même à une consultation faite par M. Quinquaud au bureau central et que nous avons complétée en suivant de près le jeune malade, nous parait donc extrêmement curieuse au double point de vue de la succession des phénomènes morbides et des relations très intimes qu'elle établit d'une façon irréfragable, à notre avis, entre ces trois affections : paralysie infantile, paralysie spinale aiguë de l'adulte, atrophie musculaire progressive.

Il est bien évident que Ch. M. a eu d'abord une paralysie infantile ; nous ne voulons pas revenir sur ce point qui nous semble à l'abri de toute contestation. Peut être, par contre, pourrait-on faire quelque objection, élever quelque doute au sujet des phénomènes qu'il a successivement présentés vers l'âge de 15 ans. Nous croyons bien fondée cependant notre interprétation. Qu'on veuille bien se reporter à la description des symptômes observés et tenir compte en particulier de ce fait que certains muscles paralysés et atrophiés dès le début sont complètement insensibles aux excitations électriques, tandis que d'autres, non atteints d'abord, ont peu à peu perdu de leur volume et de leur force, tout en conservant leur contractilité volontaire, réflexe et faradique, et il sera difficile de ne pas reconnaitre quelle part revient à la paralysie spinale aiguë, et quelle part à l'atrophie musculaire progressive.

Que si on veut mettre au compte de la paralysie spinale aiguë de l'adulte, non seulement les phénomènes fébriles du début, les douleurs vagues et les fourmillements, l'impuissance fonctionnelle qui d'emblée arrive à son apogée pour diminuer bientôt, l'abolition rapide des réflexes et l'atrophie des muscles paralysés, déjà très apparente dès la troisième semaine, mais encore la diminution progressive de volume des adducteurs de la cuisse qui conservent toutefois leur contractilité, et sous l'influence de la volonté et sous l'influence de l'électricité, qui présentent en outre des contractions fibrillaires spontanées et provoquées, nous sommes obligé d'avouer qne les distinctions classiques n'ont plus lieu d'exister. Or, elles reposent sur des faits mille fois constatés. On pourrait donc tout au plus dire qu'il s'agit ici d'une forme mixte. Qu'importe d'ailleurs ? Dans tous les cas, quelle que soit l'interprétation qn'on en donne elle est en faveur de nos idées ; elle tend à établir les *rapports cliniques* que nous voulons démontrer.

Mais ce qui ne saurait être mis en discussion, c'est que la lésion n'a pas procédé d'une façon égale dans toutes les régions des cellules motrices intéressées : ici elles sont brusquement atteintes et rapidement étouffées, là au contraire le processus est chronique et lentement envahissant, il épargne même quelques groupes cellulaires de place en place. De là le contraste entre les muscles réellement paralysés et les muscles simplement atrophiés.

Enfin, pour nous, il y a atrophie progressive, rapide il est vrai, et cette atrophie est survenue à la suite des phénomènes aigus de la paralysie spinale de l'adulte, laquelle frappait un jeune homme déjà atteint autrefois de paralysie infantile. Quoi de plus probant ? Relation peut-elle être mieux établie?

Il est bien rare de voir ainsi se greffer les unes sur les autres ces affections qui vivent, qu'on nous passe l'expression, en général à l'état solitaire. Quelques réserves sont nécessaires pourtant à ce propos. Nous faisons remarquer au début de ce travail, que l'histoire des maladies nerveuses n'a pas un siècle, et que bien des lacunes restent encore à combler. Aussi, pour rares que soient les observations relatives à la coexistence, sur le même individu, de lésions appartenant aux diverses affections qui nous occupent, nous ne sommes pas éloigné de croire que cette coexistence est plus fréquente qu'on ne serait tenté de le supposer au premier abord, d'après le petit nombre de faits rassemblés jusqu'ici.

La première observation, en effet, est de 1875. Elle a été recueillie et publiée par M. Raymond, alors interne de M. Charcot. La même année, M. Carrieu, dans sa thèse inaugurale, en même temps qu'il rapporte la précédente en rapproche une seconde, prise dans le service de M. Vulpian. Bientôt (1879), on signale de nouveaux faits analogues à la Société de biologie, c'est M. Hayem d'abord, M. Quinquand ensuite. Enfin vient le nôtre. En somme en quatre ans, de 1875 à 1879, cinq cas; et nous lisons dans la thèse de M. Carrieu qu'il en existe d'autres non publiés malheureusement. Il est donc probable que l'attention une fois attirée de ce côté, on verra se multiplier des faits regardés jusqu'à ce jour comme exceptionnels.

Quoi d'étonnant du reste à ce qu'une lésion éteinte se réveille à la moindre cause occasionnelle? N'y a-t-il pas aussi dans ces maladies de système, dans ces maladies à répétition, autre chose qu'un simple accident, qu'une localisation purement fortuite? Du reste, dans le fait d'une première atteinte ne peut-on voir une prédisposition toute particulière qui va mettre en jeu de nouveau le processus morbide, si des circonstances favorables se présentent? Toutes les conditions d'une rechute existent donc, sans compter que la lésion primitive peut fort bien jouer le rôle, ainsi que nous le disions plus haut, d'épine irritative, de « *caput mortuum* » au milieu des tissus sains environnants.

Dans le cas actuel, la cause occasionnelle a été le

surmenage, la fatigue et probablement aussi le refroidissement produit par la pluie torrentielle à laquelle fut exposé notre malade. Disons-le ici, pour n'y plus revenir, nous retrouvons la même étiologie dans les observations où les recherches ont été dirigées dans ce sens. Partout on signale l'influence fâcheuse de la fatigue musculaire. Ainsi M. Raymond a soin de noter « que le métier de l'individu qui fait le sujet de son observation est *très fatigant*, qu'il est tanneur et principalement chargé de tanner les peaux, ce qui exige une grande dépense de force du bras droit » (voir obs. III). De son côté, M. Quinquaud signale chez son malade de longues courses, des marches forcées qui le fatiguèrent beaucoup (voir obs. IV). Ne sont-ce pas là les mêmes causes qui réveillent les autres maladies de système, comme le rhumatisme, par exemple!

Un autre point de cette question de l'étiologie qui ressort et de notre observation et des suivantes, c'est que le retour agressif, la rechute a toujours eu lieu de 15 à 18 ans, que celle-ci se soit faite selon le mode aigu ou selon le mode chronique. Notons encore que les quatre malades étaient du sexe masculin.

Quant aux régions de la moelle où se localise d'abord la maladie de retour, il semblerait que ce sont de préférence celles qui ont été antérieurement lésées lors de la paralysie infantile. Ainsi les cellules motrices de la corne gauche de la région lombaire ont été particulièrement altérées chez Ch. M... quand il est tombé malade pour la première fois ; or ce sont les cellules motrices de la corne droite de la même région qui sont touchées à la rechute. Nous verrions dans ce fait la confirmation de la théorie pathogénique que nous avons exposée plus haut.

Il nous reste maintenant à nous demander quelle sera la marche ultérieure de l'atrophie musculaire chez notre malade? Autrement dit quel pronostic devons-nous tirer de sa situation? Nous avons vu que l'atrophie, après avoir marché avec une certaine rapidité, avait bientôt pris des allures plus lentes pour devenir enfin tout à fait stationnaire, et que depuis près de six mois, elle ne semble pas avoir fait de progrès sensibles. Peut-être pourra-t-on inférer de là qu'elle va définitivement s'arrêter dans sa marche ascensionnelle. Mais on sait que l'amyotrophie spinale protopathique est une affection à marche progressive qui peut avoir des temps d'arrêt, il est vrai, mais qui ne guérit pas; qui peut bien sommeiller quelque temps mais qui se réveille toujours. Le pronostic est donc grave. Notre malade, qui n'avait autrefois qu'une infirmité incurable, a maintenant une affection mortelle à échéance plus ou moins éloignée mais fatale. Il est à peu près certain qu'il succombera, sauf le cas de maladie intercurrente, aux complications thoraciques si fréquentes chez ces malades, ou aux accidents de la paralysie labio-glosso-laryngée.

Obs. II (Thèse de Carrieu, p. 60). — Paralysie infantile. Atrophie musculaire consécutive.

Le nommé Basset, 18 ans, entre le 18 mars 1875 dans le service de M. Vulpian, salle saint Raphaël, n° 8. Il est d'une constitution délicate ; il raconte que depuis l'âge de 7 mois jusqu'à 2 ans il a eu des convulsions à la suite desquelles les membres inférieurs restent faibles. Le malade pouvait cependant marcher, mais après quelques pas, les jambes se dérobaient et il était obligé de s'arrêter, ou bien il tombait. Cet état persista jusqu'à l'âge de 15 ans, sans que le malade n'éprouvât rien dans les membres supérieurs qui avaient conservé toute leur force ; il marchait même mieux alors que lorsqu'il était plus jeune. Pendant tout ce laps de temps, il n'eut aucun trouble du côté des autres fonctions ; pas de troubles de la miction, de la défécation, pas de crampes, pas de douleurs. Son intelligence était normale, jamais il n'eut depuis l'âge de 2 ans de pertes de connaissance ni de convulsions.

Vers l'âge de 15 ans, les membres inférieurs devinrent plus faibles, en deux ou trois mois cet affaiblissement devint tel que le malade ne pouvait faire un pas sans béquilles. Cette paralysie ne s'accompagnait d'aucune souffrance, d'aucun trouble de la miction ni de la défécation ; deux ou trois mois après, les jambes commencèrent à se fléchir sur les cuisses, sans qu'il fût possible de les étendre complètement, cette attitude s'est prononcée de plus en plus jusqu'à ce jour. La marche, même avec des béquilles lui devint impossible, il marchait alors sur les genoux en s'appuyant sur les mains.

Depuis 18 mois, ce mode de locomotion est devenu impraticable, parce que, lorsqu'il veut s'appuyer sur les genoux, il tombe assis sur les talons.

Jusqu'au mois de janvier dernier il avait pu se servir de ses mains sans aucune peine, pour écrire, pour coudre. A cette époque, il sentit, suivant son expression, comme une lourdeur dans les deux bras, il lui était difficile de les élever au dessus de sa tête ; les mouvements de flexion devinrent ensuite difficiles, puis la main devint faible et malhabile ; il lui est maintenant très difficile d'écrire, et quand il veut faire un mouvement la main et même le bras sont agités de tremblement.

L'attitude de la main est normale, sauf la position de l'annulaire qui reste en arrière des autres doigts dans l'extension. Ce phénomène est surtout marqué à gauche. Les membres supérieurs s'amaigrissent en même temps qu'ils perdent de leur force.

La respiration et la déglutition sont restées faciles, il n'y a pas de palpitations, pas de troubles des organes des sens. Depuis quelques temps, les mouvements de la langue sont un peu embarrassés. Le malade a aussi remarqué que quand il est assis, il a quelquefois des secousses dans les membres inférieurs, aujourd'hui la station debout est complètement impossible; ne pouvant s'aider ni des jambes ni des bras, il tombe la face contre terre quand on ne le soutient pas.

Tous les muscles sont amaigris, mais pas au même degré. Ainsi le bras droit est plus fort que l'autre, il arrive de ce côté au dixième degré du dynamomètre tandis qu'il n'atteint que cinq de la main gauche. Il ne peut élever les bras au dessus de l'horizontale.

*Examen électrique.* — Membres supérieurs: les deltoïdes ne se contractent même pas avec le maximum des éléments, le biceps droit un peu, mais le gauche pas du tout. Les fléchisseurs des doigts sont plus excitables que les extenseurs. Les muscles des éminences thénar et hypothénar, les interosseux ont leur contractilité moins altérée encore. La sensibilité électrique est presque nulle à la racine du membre et bien conservée aux extrémités.

Membres inférieurs. — Les jumeaux, les jambiers et les péroniers ne se contractent même pas; le pédieux se contracte mieux.

Les triceps n'offrent aucune contraction mais les adducteurs obéissent encore à l'influence du courant.

Les muscles du cou et du dos paraissent avoir leur contractilité normale ainsi que ceux de l'abdomen. Le grand pectoral droit n'a que des contractions très faibles; celles du pectoral gauche sont encore notables.

Le mouvement volontaire très affaibli partout n'a pas pourtant complètement disparu. Le malade exécute à peu près tous les mouvements, mais dans une limite très restreinte.

La mâchoire inférieure paraît tombante, la lèvre inférieure est grosse et abaissée.

La sensibilité électrique est assez bien conservée dans les membres inférieurs. Il en est de même de la sensibilité à la douleur et au contact qui, du reste, n'est pas affaiblie dans les membres supérieurs.

25 Mars. Chaque jour, depuis son entrée, on a soumis le malade à l'influence de l'électricité. Après l'électrisation le malade se sert mieux de son bras droit; du reste les muscles qui ne répondent pas aux excitations électriques ont encore un certain volume et peuvent se contracter partiellemeut sous l'influence de la volonté.

Ainsi au membre supérieur gauche, nous trouvons que le deltoïde, le triceps, le brachial et le biceps ne se contractent plus sous l'influence de l'électricité, mais obéissent encore à la volonté.

Les extenseurs de la main et des doigts se contractent à peine par les courants et mieux volontairement. Pour les interosseux la différence est moins sensible, ainsi que pour les muscles de la partie antérieure de l'avant-bras et de la main. Il en est de même au bras droit.

*Membre inférieur gauche* — La contractilité volontaire est seulement diminuée, tandis que l'électrique est abolie dans les fléchisseurs de la jambe. Les deux contractilités sont conservées dans le triceps sural et les extenseurs des orteils. Dans le triceps fémoral, au contraire, les deux contractilités sont également abolies. Il y a un grand affaiblissement de la contractilité électrique pour les adducteurs qui se contractent encore volontairement. *Dans le membre droit*, la contractilité électrique est encore plus affaiblie dans les fessiers et surtout dans les extenseurs des orteils, qui cependant ont conservé en partie leur contraction volontaire.

Sort le 13 juin.

Nous avons placé cette observation immédiatement après la nôtre pour cette raison que les phénomènes constatés lors de leur rechute appartiennent les uns à la paralysie spinale aiguë ou mieux subaiguë de l'adulte, et les autres à l'atrophie musculaire progressive. C'est ce que va montrer l'étude critique à laquelle nous l'allons soumettre.

Et d'abord nous disons que la paralysie spinale affecte dans l'espèce une marche subaiguë. En effet, il n'y a pas de début brusque, fébrile, comme dans le cas précédent; toutefois les accidents ne se succèdent pas avec la lenteur et la régularité qui caractérisent d'ordinaire la marche de l'amyotrophie spinale protopathique. On peut donc dire qu'il s'agit ici d'un de ces cas intermédiaires qu'il est aussi difficile de qualifier exclusivement soit d'atrophie, soit de paralysie et qui peuvent servir de trait d'union entre les cas extrêmes.

C'est en deux ou trois mois que les membres inférieurs deviennent faibles au point que le malade ne peut marcher sans béquilles. Cette « paralysie, » pour employer le mot même de l'observation, ne s'accompagne d'aucune souffrance, etc. Voilà assurément qui n'a rien de commun avec l'atrophie musculaire progressive. Mais est-ce bien aussi de la paralysie spinale aiguë ou subaiguë de l'adulte? Nous reviendrons plus loin sur cette question qui, soit dit en passant, est tranchée dans le sens affirmatif par M. Carrieu qui rapporte cette observation dans sa thèse.

Que note-t-on d'autre part dans les membres supérieurs ? Nous lisons « que jusqu'au mois de janvier dernier, le malade avait pu se servir de ses mains sans aucune peine pour écrire, pour coudre. A cette époque, il sentit suivant son expression, comme une lourdeur dans les deux bras, il lui était difficile de les élever au-dessus de sa tête, les mouvements de flexion devinrent ensuite difficiles, etc., etc. »

D'autre part, « les mouvements de la langue sont un peu embarrassés. » Enfin certains muscles ne se contractent pas même avec le maximum des éléments;

d'autres se contractent soit sous l'influence de la volonté, soit sous l'influence de l'électricité.

On voit combien le cas est complexe et combien il est difficile d'y retrouver clair et typique l'un ou l'autre de ces deux processus. La question devient bien plus obscure quand il s'agit d'interpréter la valeur de quelques symptômes surajoutés, tels que les tremblements, la contracture, l'exaltation des réflexes, etc., tous phénomènes qui témoignent d'une participation pathologique des cordons latéraux (sclérose latérale amyotrophique). Cependant ces phénomènes n'ayant pas été primitifs, il semble rationnel de les considérer comme dus à un envahissement secondaire de ces cordons. Le processus irritatif nous paraît donc encore avoir eu son siège, originellement du moins, dans les cornes antérieures. Aussi les phénomènes spasmodiques ne devraient être regardés que comme accidentels, ainsi que la sclérose dont ils relèvent.

Les deux observations qu'il nous reste à discuter, présentent des faits beaucoup moins complexes. Dans l'une et dans l'autre, on voit simplement survenir l'amyotrophie spinale protopathique chez des individus affectés antérieurement de paralysie infantile.

Obs. III (Soc. de biologie).—Paralysie essentielle de l'enfance.—Atrophie musculaire consécutive (Raymond).

*Renseignements.* — X..., âgé de 19 ans, a eu à l'âge de 6 mois des convulsions, de la fièvre, et consécutivement une hémiplégie gauche.

A l'âge de 7 ans, il a recouvré, en partie, les mouvements de son bras et de la jambe.

Il entra en apprentissage, à l'âge de 14 ans. Son métier est très fatigant; il est principalement chargé de tanner les peaux, ce qui exige une grande dépense de force du bras droit.

Sa santé fut toujours bonne ; il était fort, grand, vigoureux.

Il y a deux ans, il commença à éprouver de la lourdeur dans le bras droit; il se fatiguait bien plus rapidement que par le passé; bientôt il eut quelques douleurs légères qui se localisèrent principalement dans la région de l'épaule. On crut à un rhumatisme, il se reposa quelque temps.

Loin de s'amender par le repos, la faiblesse du bras droit alla en augmentant, des contractions fibrillaires spontanées se montrèrent dans les muscles du pourtour de l'épaule ; il suspendit complètement son travail.

Il y a trois mois environ, des phénomènes analogues se produisirent dans les muscles de la cuisse droite.

*Etat actuel.* — 24 avril 1875. Homme grand, bien musclé.

La santé générale est très bonne.

Le bras gauche est plus court de 4 à 5 centimètres que le bras droit il est également plus petit.

Les muscles de l'épaule sont grêles, surtout ceux des fosses sus-épineuse et sous-épineuse; le deltoïde présente une atrophie évidente; de même les muscles du bras.

Les muscles de l'avant-bras sont aussi atrophiés, principalement ceux de la région antéro-externe; la couche superficielle des muscles de la région postérieure est également atrophiée.

L'éminence thénar est aplatie; les muscles ont en partie disparu, ceux de l'éminence hypothénar ont leur volume normal.

Les interosseux sont amaigris; pourtant les mouvements d'abduction et d'adduction des doigts, ceux de flexion des phalanges les unes sur les autres sont conservés.

Les mouvements du pouce n'ont plus lieu ; l'extension et surtout la flexion de la main ont disparu; on empêche ces mouvements à l'aide d'un très petit effort.

L'avant-bras est normalement un peu fléchi sur le bras; le mouvement d'extension complet est impossible. Le bras, dans son entier, ne peut être porté au delà de l'horizontale.

La région antéro-externe de la jambe gauche est complètement aplatie; l'extension du pied ne se fait pas; la flexion s'exécute bien, ainsi que les mouvements de la cuisse sur la jambe; le pied est légèrement équin; le talon se trouve environ à 2 centimètres du sol.

La sensibilité est partout normale; la température de la peau un peu moins élevée à gauche qu'à droite.

L'exploration électrique montre que les muscles atrophiés ont perdu leur contractilité électrique.

*Bras droit.* — Engourdissement, faiblesse très grande, surtout des muscles élévateurs de l'épaule, s'accentuant immédiatement lorsque les mouvements des bras sont répétés plusieurs fois de suite.

Tous les muscles du pourtour de l'épaule le grand dorsal, le grand pectoral, ceux du bras présentent des contractions fibrillaires très évidentes; à la suite des mouvements, petits soubresauts de l'épaule. Légère atrophie des muscles de l'éminence thénar.

Sensibilité intacte.

Contractilité électrique normale.

*Cuisse droite.* Les muscles de la cuisse présentent les mêmes phénomènes mais moins accusés; ils sont également le siège de contractions fibrillaires.

*Réflexions.* — Pour M. Charcot, à qui le malade était adressé, il n'y a pas de doutes, il y a atrophie musculaire progressive, commençant dans le bras et la jambe droits. Ne serait-il pas possible de rattacher le processus de cette lésion, à deux choses : 1° l'ancienne lésion de la paralysie infantile siégeant dans la corne gauche ; 2° le travail exagéré du bras droit, amenant l'extension de la corne gauche à la corne droite, d'où le processus d'atrophie consécutive.

Obs. IV (Quinquand). — Paralysie infantile. Atrophie musculaire progressive.

Au mois de juillet 1878 entrait à l'hôpital Saint-Antoine, un jeune comme nommé X..., âgé de 18 ans (service de M. Fernet, suppléé par M. Quinquand).

Cet homme raconte qu'à l'âge de 3 ou 4 ans (il ne peut préciser plus exactement), alors qu'il marchait assez bien déjà, il a été pris une nuit, subitement, de fièvre vive, intense. qui persista au moins deux ours. A la suite de cette fièvre, ses membres étaient tellement faibles qu'il ne pouvait se tenir debout ni sur son séant. A peine pouvait-il exécuter quelques mouvements dans son lit.

Il fut soumis à cette époque à différentes médications, entre autre à la balnéation tous les trois jours.

Au bout de trois semaines, un mois, les mouvements revinrent peu à peu dans les membres supérieurs, dans le membre inférieur droit et dans la plus grande partie du membre inférieur gauche.

Il ne lui restait qu'un très grand degré de faiblesse dans les muscles du pied. Les muscles correspondants diminuèrent de volume. Il se ma une sorte de pied-bot avec rétraction du péronier, qui a persisté depuis cette époque.

Néanmoins ce garçon a pu être employé dans un magasin. Il était assez bien portant, bien que sujet aux bronchites; celles-ci du reste étaient passagères. Mais en 1877 il fut pris d'une toux persistante qui augmenta d'intensité pour s'accompagner bientôt d'une expectoration de mauvais aspect, sans hémoptysies toutefois. Enfin la fièvre apparut le soir, les forcent déclinèrent de plus en plus, et ne pouvant continuer son travail, il vint demander un lit à l'hôpital.

A son entrée, nous constatons nettement tous les signes d'une cachexie tuberculeuse, avec une excavation à gauche et une laryngite de même nature. En un mot, nous sommes à la troisième période d'une phthisie chronique fébrile.

Mais une chose nous frappe chez cet homme, indépendamment de l'amaigrissement général, c'est une atrophie très marquée des muscles de l'éminence thénar, de l'éminence hypothénar, des interosseux de la main droite ; les doigts sont légèrement fléchis, la paume de la main est uniforme; en un mot, on a là un type de la main de singe très caractérisé.

Les muscles de l'avant-bras de ce côté commencent à s'atrophier. Il en est de même des muscles du mollet de ce même côté. Il s'y produit fréquemment des secousses fibrillaires.

Rien du côté de l'appareil uro-génital.

Rien du côté du tube digestif.

Aucun trouble cérébral.

Sensibilité indemne. — Réaction électrique diminuée.

Et lorsqu'on interroge cet homme sur la marche de cette atrophie de la main droite, voici ce qu'il raconte :

Il y a deux ans, il eut à faire un très grand nombre de courses, pendant une huitaine de jours. Ces marches le fatiguèrent beaucoup et trois jours après il eut une courbature qui persista pendaut quinze à vingt jours sans fièvre bien nette.

Bientôt ses forces lui parurent diminuer et, depuis lors, il ne s'est jamais rétabli. Il y a quatorze mois environ qu'il commença à ressentir une faiblesse plus marquée dans la main droite que dans la main gauche Mais il ne s'en inquiéta pas d'abord. Cependant la motilité alla en diminuant progressivement et ce n'est que depuis deux mois qu'il s'est aperçu que sa main droite devenait plus petite et que les mouvements devenaient de plus en plus difficiles.

Alors il consulta un médecin qui l'électrisa et lui fit prendre des bains sulfureux. Il continuait cependant de faire ses courses, ce qui le fatiguait beaucoup.

Mais il n'y a que quatre mois qu'il aurait ressenti de la faibless dans la jambe droite.

En résumé, nous voyons ici une atrophie musculaire lente, développée à la suite de fatigues excessives, chez un individu tuberculeux.

On ne trouve d'ailleurs aucun phénomène paralytique réel ; pas d'anesthésie, pas de paralysie des réservoirs ; pas de douleurs au niveau des apophyses épineuses, ni spontanées, ni provoquées.

Quant à sa première maladie, il paraît bien évident qu'il s'agit d'une paralysie infantile ayant laissé à sa suite un pied bot varus avec flaccidité.

Il semble également légitime de croire qu'il existe un certain rapport entre lapremière maladie et la seconde. On peut l'expliquer en disant que les lésions anciennes de la paralysie infantile ont joué le rôle d'une épine irritative, qui, à un certain moment, sous l'influence de marches forcées, a provoqué un processus atrophique des cellules motrices de la corne antérieure droite.

Telle serait, selon nous, la pathogénie de cette atrophie musculaire développée quinze ou seize ans après la paralysie infantile.

Cet homme succomba à sa phthisie pulmonaire dans les derniers jours de juillet. Malheureusement l'autopsie ne put être pratiquée, la famille y ayant mis opposition.

L'analyse attentive de ces deux observations, nous montre clairement les *rapports cliniques* qui existent entre la paralysie infantile et l'atrophie musculaire progressive, et cela d'autant mieux que les deux affections y sont bien caractérisées chacune par leur mode d'invasion particulier, par leurs symptômes propres et leur marche spéciale.

La paralysie infantile se reconnaît aisément dans ces deux cas, à son début brusque, fébrile, avec ou sans accompagnement de convulsions, et à ses paralysies qui se localisèrent peu à peu mais irrévocablement, à certains muscles ou groupes de muscles, après avoir frappé d'emblée soit tout une moitié du corps (forme hémiplégique, observ. III), soit la plupart des muscles des membres et du tronc (forme généralisée, observ. IV).

Cette rétrogradation des phénomènes paralytiques et leur localisation définitive à certains muscles qui s'atrophient dès lors rapidement, en perdant leur propriété de contractilité volontaire ou réflexe, l'intégrité de la santé générale pendant cette période et l'absence de troubles trophiques cutanés constituent des caractères pathognomoniques de la paralysie infantile.

Or, c'est chez des individus qui portent cette estampille bien connue, que nous voyons, à la suite de fatigues prolongées, sans fièvre ni douleurs spéciales d'une façon tout à fait insidieuse, apparaître des symptômes vagues et mal définis de faiblesse, de lourdeur, de difficulté dans les mouvements, en général du côté sain, c'est-à-dire non déformé par la maladie d'enfance. Cette faiblesse, cette diminution des forces va s'accentuant progressivement, des contractions fibrillaires spontanées se font sentir dans certaines régions et le patient s'aperçoit un jour que sa main, son avant-bras, son épaule ou sa cuisse ont notablement diminué de volume.

C'est bien de la sorte que les choses se présentent chez les malades dont l'histoire est rapportée dans les deux dernières observations. Or, vient-on à comparer chez eux les deux moitiés du corps, on est frappé aussitôt du contraste qu'elles offrent. Elles sont bien l'une et l'autre plus ou moins atrophiées, amaigries, déformées, mais du côté de la paralysie infantile le membre atteint n'est pas seulement aminci, il est raccourci ; les muscles paralysés et atrophiés, les os sont aussi arrêtés dans leur développement tant en longueur qu'en épaisseur et les articulations relâchées ; les muscles paralysés ne sont pas seulement flasques, ils ne répondent plus à aucune espèce d'excitation électrique ou autre, et les réflexes y sont entièrement abolis quoique la sensibilité cutanée soit intacte (arc diastaltique rompu). Il n'y a ni contractions fibrillaires, ni contractures et les déformations sont essentiellement paralytiques (pied bot, etc).

Au contraire du côté de l'amyotrophie spinale protopathique, si les muscles sont atrophiés ils ne sont pas paralysés; de plus toutes les fibres musculaires ne sont pas dégénérées ou détruites, car les mouvements volontaires et réflexes persistent plus ou moins affaiblis, il est vrai; ils réagissent par le choc et la faradisation; on y voit se produire de petites contractions fibrillaires qui soulèvent la peau à la manière de petites cornes nettement dessinées dans la direction des muscles en voie d'atrophie. Il y a bien une gêne des mouvements, mais non pas une impuissance absolue, la maladie n'étant pas assez invétérée ni l'atrophie arrivée à son plus haut degré. Les os ont leur longueur et leur volume normaux et par conséquent le membre n'est pas raccourci, il n'est que plus ou moins aminci par le fait de l'amyotrophie elle-même.

Comme dans les régions ou règnent les altérations de la paralysie infantile, la sensibilité cutanée est conservée dans tous ses modes. Il n'y a pas non plus de contractures, et les déformations sont essentiellement atrophiques, comme les attitudes vicieuses (mains de singe, etc.), sont le résultat de l'action prédominante des muscles antagonistes.

Tels sont les signes communs et les signes différentiels à l'aide desquels il est toujours possible de faire la part des deux affections, quand elles se trouvent ainsi réunies sur le même individu.

Notre plan étant de faire une étude clinique parallèle

de la paralysie spinale aiguë et de l'amyotrophie spinale protopathique, se greffant l'une sur l'autre, nous ne chercherons pas à établir le diagnostic de ces maladies avec toutes les espèces d'*amyotrophies secondaires*, développées par la propagation aux cornes antérieures d'une lésion d'un autre point de la moelle ou du cerveau, ou des nerfs périphériques (ataxie locomotrice progressive, sclérose latérale amyotrophique, sclérose descendante consécutive aux lésions cérébrales, myélite traumatique par arrachement du sciatique, se propageant aux cornes antérieures, etc., etc.) (1).

Quant à la pathogénie et au pronostic, nous nous sommes suffisamment étendu sur ces points dans la discussion relative à l'observation I, pour n'avoir plus besoin d'y revenir ici.

Nous terminerons cette étude en copiant dans la Gazette médicale de Paris, numéro du 11 octobre 1879 (Société de biologie, séance du 2 août), ce qui a trait au cas que nous avons signalé dans l'introduction et dont nous ne pouvons donner l'observation, cette observation étant entre les mains et en la possession de M. Hayem.

« Ces jours-ci j'ai observé, dit-il, un homme de 36 ans qui était atteint depuis l'enfance de pied bot équin à droite avec légère atrophie de la jambe correspondante ; à 28, il présente les signes d'une atrophie

(1) Nous ne saurions mieux faire que de renvoyer le lecteur à la thèse de M. Carrieu sur les amyotrophies secondaires, thèse de Montpellier 1875.

progressive dans les membres inférieurs. L'autopsie a montré une atrophie des cornes antérieures, surtout marquée à la région lombaire, plus à droite qu'à gauche. Les lésions remontaient jusqu'au niveau de la onzième vertèbre dorsale et se *limitaient à la substance grise* ; elles différaient dans certains points.

« Les cornes antérieures du renflement lombaire étaient sclérosées dans la moitié droite et inférieure ; ailleurs, les lésions étaient beaucoup plus récentes et semblaient être encore à la période irritative. »

Ce fait vient confirmer, au point de vue anatomo-pathologique, les observations cliniques de MM. Charcot et Raymond, Vulpian, Quinquaud et la nôtre.

## CHAPITRE III

### CONCLUSIONS.

Les faits comparés et rapprochés dans le chapitre précédent, nous voulons résumer en terminant les quelques notions nouvelles qui nous semblent désormais acquises.

Il est aujourd'hui démontré qu'on peut voir survenir chez le même individu la paralysie infantile, la paralysie spinale aiguë de l'adulte, et l'atrophie musculaire progressive (obs. I), ou seulement les deux premières (obs. II), ou encore la première et la dernière (obs. III et IV), peut-être même la paralysie infantile et la sclérose latérale amyotrophique? (obs. II).

On peut, au point de vue pathogénique, supposer : 1° que dans ces maladies aussi nettement systématisées, à retours agressifs plus ou moins éloignés, il existe une prédisposition toute spéciale, peut-être héréditaire; 2° que grâce aux commissures qui unissent les cornes antérieures droite et gauche, la lésion primitive, véritable « caput mortuum » jouant le rôle d'épine irritative sur un terrain déjà tout préparé, a réveillé cette prédisposition, à l'occasion de fatigues prolongées ou de refroidissements subits. Encore ces causes occasionnelles ne sont-elles probablement pas nécessaires.

L'anatomie pathologique avait depuis quelques années établi que les altérations de la paralysie spinale aiguë et de l'atrophie musculaire progressive siègent dans l'appareil des cellules motrices; d'autre part, dans la classification nosographique, on les rapprochait l'une de l'autre à cause et du siège et des caractères histologiques de leurs lésions, mais on n'avait pas encore signalé d'une façon spéciale, dans les descriptions de ces maladies, leur succession chez le même individu.

Or cette succession nettement démontrée établit *cliniquement* leur affinité ou mieux leur quasi-similitude. Elle nous fait voir que la seule différence essentielle est la conséquence de l'acuité du processus dans la paralysie spinale aiguë, de la chronicité dans l'atrophie musculaire progressive.

Symptomatiquement il existe bien encore quelques

différences mais qui relèvent entièrement de la première. Ainsi, pour ne citer qu'un exemple, s'il y a atrophie d'emblée mais progressive dans un cas, paralysie d'emblée mais régressive dans l'autre, cela tient exclusivement à la marche des lésions médullaires.

L'atrophie musculaire progressive se greffant sur la paralysie spinale aiguë, le pronostic devient grave, parce qu'à une simple infirmité succède une maladie fatalement mortelle, bien qu'à échéance souvent très éloignée.

Il est remarquable que dans nos quatre observations, la rechute a eu lieu de 15 à 18 ans et que les sujets appartiennent tous les quatre au sexe masculin.

Enfin nous rappellerons qu'il est des cas mixtes ou intermédiaires où « la paralysie, au lieu d'atteindre tout à coup son plus haut degré d'intensité, se developpe au contraire d'une manière progressive dans l'espace de quelques jours ou même de quelques semaines » (Charcot).

Le même auteur (leçons sur le système nerveux faites à la Salpêtrière) dit que quelquefois, « dans la période de régression de la paralysie infantile, il se produit des temps d'arrêt ou même des retours agressifs «. Et il ajoute que, « à son avis, ces faits peuvent servir à établir un trait d'union entre la paralysie infantile et les autres maladies du groupe ».

Nous croyons avoir complètement développé cette idée dont tout le mérite revient du reste, nous aimons à le reconnaître, à l'illustre médecin de la Salpêtrière, et si nous avons eu le bonheur de l'appuyer sur de solides bases cliniques, nous en sommes surtout redevables à M. Quinquaud, sous les auspices et la direction duquel nous avons entrepris ce travail. Nous lui en témoignons toute notre reconnaissance.

---

## TABLE DES MATIÈRES



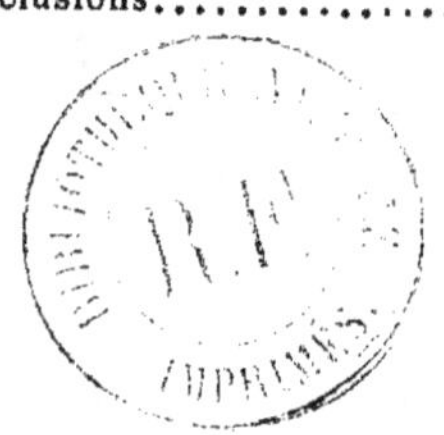

aris. — A. Parent, imprimeur de la Faculté de Médecine, rue M.-le-Prince, 29-31.

www.ingramcontent.com/pod-product-compliance
Lightning Source LLC
LaVergne TN
LVHW050501160826
845677LV00003B/876